AF465830

Dr DROUOT

COMPTE-RENDU DES CURES

OPÉRÉES PENDANT L'ANNÉE 1856 (1)

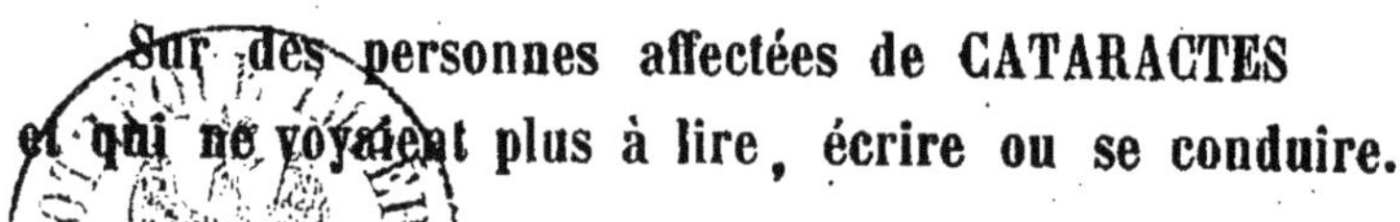

Sur des personnes affectées de CATARACTES et qui ne voyaient plus à lire, écrire ou se conduire.

Mme Rouvier, rue du Faubourg-S.-Honoré, était affectée depuis plusieurs années de cataractes aux deux yeux, ne voyait plus à lire, écrire et se conduire avec sûreté dans les rues, ne pouvait supporter la moindre lumière, était fatiguée d'étincelles, voyait plusieurs objets pour un, etc., etc. Ne pouvant se résoudre à se faire opérer, cette dame nous fut confiée par sa sœur, qui demeure rue Duphot, n° 8, et qui connaissait plusieurs personnes que nous avions guéries dans la même position que celle de sa sœur. Mme Rouvier voit aujourd'hui parfaitement à lire, écrire, travailler de l'aiguille, qu'elle enfile elle-même, et sa guérison s'est con-

(1) Nous publierons ainsi, chaque année, un Compte-rendu de nos cures récentes et de celles dont la confirmation reviendra à notre connaissance.

firmée avec la cessation des accidents qui avaient occasionné la cataracte.

Mme Selvy (73 ans), mère de lady Wolsey, était affectée de cataractes séniles aux deux yeux, ne voyait plus depuis plusieurs années à lire, écrire, se conduire, ne pouvait s'asseoir dans un fauteuil sans le toucher de ses mains, éprouvait des douleurs dans les yeux à la lumière du jour, etc., etc. Venue à nous sous la recommandation de personnes qui ont été guéries par nous depuis plusieurs années (Mme Innès; lady Turner, MM. Fortescue, Gordon, etc.). Mme Selvy a recouvré la vue et voit à lire depuis six mois le *Galignani's*, ce qui nous a récemment été confirmé par sa fille lady Wolsey.

Mme Gourgas, de Genève, nous fut adressée par M. le général comte de La Saras (déjà cité). Cette dame ne voyait plus à lire et à écrire. Elle était affectée de cataractes aux deux yeux, causées par des névralgies et des congestions constitutionnelles. Depuis six mois que les cataractes, les névralgies et les congestions se sont dissipées, Mme Gourgas voit parfaitement des deux yeux. (Juin 1857.)

Mlle Gourgas a confié à nos soins une dame de ses amies, cousine de M. le baron de Fayhel, ancien ambassadeur, auquel, à l'âge de 83 ans, nous avons rendu la vue, bien qu'il fût affecté de cataractes développées au point que depuis deux ans il ne voyait plus à lire et à écrire. Cette amie de Mlle Gourgas est Mme Archer, de Genève, qui était affectée d'une cataracte à moitié formée à l'œil droit, d'une cataracte commençant à l'œil gauche, et qui depuis deux mois qu'elle est en traitement voit à lire de l'œil le plus malade, guérira parfaitement des deux yeux, et conservera la vue malgré les prévisions et les assertions de tous les oculistes, de tous les médecins qui lui ont déclaré que c'était impossible ! ! ! etc., etc.

M. le baron D'ANTÈS, rue de l'Arcade, affecté de cataractes aux deux yeux par suite de congestions cérébro-oculaires, ne voyait plus à se conduire le soir, à lire, écrire, etc. Adressé à nous par Mme la comtesse de Nesle, que nous avons guérie de cataractes aux deux yeux depuis plusieurs années, M. le baron Dantès voit parfaitement à lire, écrire, se conduire, etc.

M. ORSEL, propriétaire, rue des Petites-Ecuries, était affecté de cataractes aux deux yeux, ne voyait plus depuis cinq ou six mois à lire, écrire, etc., ne pouvait supporter la lumière, voyait plusieurs objets pour un, etc., etc. M. Orsel voit aujourd'hui parfaitement à lire des deux yeux, n'éprouve aucune fatigue à la lecture, qu'il continue plusieurs heures par jour; aucune douleur dans les yeux. La guérison est confirmée.

M. JOBIN, rue des Fossés-S.-Jacques, avait perdu un œil par suite de congestions cérébro-oculaires, accompagnées de névralgies, qui avaient déterminé la formation d'une cataracte complète depuis plusieurs années à l'œil droit. Une cataracte, sous l'influence des mêmes causes, s'était formée dans l'œil gauche. Depuis un an il ne voyait plus à lire et à écrire. Il éprouvait des douleurs violentes et incessantes à la tête, des élancements névralgiques continuels dans l'œil, etc., etc. M. Jobin voit parfaitement à lire et à écrire. Les accidents qui avaient causé et accompagné la perte de la vue se sont dissipés. Il a pu reprendre des travaux scientifiques qu'il avait crus pour toujours abandonnés, et la guérison est confirmée. (18 juin 1857.)

M. DE BOILLE, rue d'Isly, affecté de cataractes aux deux yeux, suite de congestions cérébro-oculaires, accompagnées de névralgies, d'iritis, de photophobie, etc., etc., ne voyait plus à lire ni d'un œil ni de l'autre. M. de Boille nous fut adressé par Mme Brise, une de nos anciennes clientes. Aujourd'hui M. de Boille voit à lire. Il ne lui reste qu'une légère fatigue qui se produit quand il continue trop long-temps la lecture. Les accidents amaurotiques se sont complétement dissipés depuis six mois.

M. PLUVEAU, propriétaire rue Galande, était affecté de cataractes aux deux yeux; sur le conseil des oculistes il se soumit à l'opération de l'œil droit. La première opération fut sans succès. Il se soumit à une seconde opération aussi inutile que la première et qui n'eut pour résultat que l'atrophie de cet œil... Eclairé sur le résultat des opérations, M. Pluveau nous fut recommandé par Mme Rouvier (déjà citée). En ce moment M. Pluveau voit parfaitement à se conduire et peut lire des caractères d'une impression ordinaire. Il existe encore dans l'œil une faiblesse nerveuse, qui est la suite de l'action sympathique des douleurs qu'il a éprouvées pendant six mois dans l'œil opéré.

M. LÉGER, propriétaire, rue de Vaugirad, éprouva, à la suite de congestions sanguines à la tête, un brouillard épais sur les deux yeux, accompagné de stries brillantes, de lignes de points noirs, etc., etc. Ces brouillards ou ces cataractes (ces deux mots signifient la même chose) se développèrent au point de l'empêcher de voir à lire et à écrire. De ces cataractes, ou brouillards, de ces photophobies, il ne reste à M. Léger, aujourd'hui, que cette disposition de l'œil que les oculistes traitent comme une maladie et qui n'existe plus dès que la personne met des lunettes convenables. M. Léger voit parfaitement de très loin et parfaitement à lire et sans fatigue à l'aide de lunettes.

M. Milau, un de nos plus anciens clients, que nous avons guéri de la cataracte il y a seize ans, nous a recommandé M. Guilbot, affecté d'une cataracte complète à l'œil gauche et formée par l'œil droit au point de l'empêcher de voir à lire, écrire, se conduire. Après trois mois de traitement seulement, M. G. voyait à lire le journal avec facilité d'un œil et pouvait se conduire facilement par les rues de l'œil qui avait été complétement obscurci par la cataracte.

Lady Warender, qui habite depuis longues années Versailles, nous vint par la recommandation d'un grand nombre de personnes de sa connaissance que nous avons guéries depuis plusieurs années. Cette dame était affectée de cataractes aux deux yeux, de névralgies qui avaient précédé le développement des cataractes et de congestions dans les globes oculaires internes, trois causes de cécité inévitables dans l'opinion des plus célèbres oculistes de l'Europe... Depuis trois ans Lady Warender a parfaitement recouvré et conservé sa vue, et la conservera assurément malgré les condamnations qu'elle a subies.

Une connaissance de lady Warender, madame de Mort...., de Versailles, était affectée de cataractes aux deux yeux par suite de névralgies cérébro-oculaires invétérées. Les névralgies ayant été détournées, sa vue s'est parfaitement rétablie par la disparition des cataractes, et se maintiendra aussi longtemps que les névralgies ne se reporteront pas sur les yeux, chose facile à éviter.

Madame la comtesse Pot..., rue du Bac, 77 ans, était affectée de cataractes aux deux yeux, ne voyait plus depuis un an à lire et à écrire, avait depuis deux ans cessé de peindre, éprouvait des névralgies violentes dans les yeux, etc., etc. Cette dame nous fut adressée par M[e], dame du Saint-Sacrement de l'Abbaye-aux-Bois, par M. Parent, ancien peintre du cabinet de Louis XVIII (déjà cités). Depuis trois ans, madame la comtesse Pot... voit parfaitement à lire ; sa lecture est la seule distraction, étant depuis longtemps privée de l'ouïe.

M. Vegan, propriétaire à Vaux-le-Pénil, près Melun, et un de nos anciens clients, nous a adressé M. Duguy, propriétaire, son voisin. Depuis six mois M. Duguy, affecté de cataractes aux deux yeux, ne voyait plus à écrire; après un mois seulement de traitement, M. Duguy a vu, ainsi que nous l'avions annoncé, à écrire comme il écrivait un an auparavant. M. Duguy nous a adressé M. Brillant, affecté de cataractes aux deux yeux, lequel a parfaitement recouvré la vue en peu de temps et la conservera sûrement s'il suit les ménagements que nous lui avons recommandés.

Nous avons revu dernièrement (mai 1857) madame F. de M... de Versailles. Cette dame était affectée de cataractes aux deux yeux, ne pouvait plus lire, écrire, et éprouvait de vives douleurs à la lumière; santé déplorable ; abandonnée de son médecin, qui avait déclaré ne plus devoir rien attendre que du temps. La santé et les yeux de madame F. de M. sont aujourd'hui dans un état parfaitement satisfaisant, elle n'éprouve plus ou presque plus de névralgies, voit parfaitement des deux yeux, etc., etc.

M. le comte de Gondrec..., de Nancy, était depuis trois ans affecté de cataractes compliquées de congestions aux deux yeux, ne pouvant plus voir à lire, écrire, etc. Depuis plus d'un an, M. de G. voit à lire, écrire, etc. Nous avons, après lui, donné des soins à sa nièce, madame la comtesse Elisabeth, chez laquelle des névralgies qui la travaillaient depuis vingt ans avaient causé la production de cataractes aux deux yeux, et que nous avons guérie et de ses cataractes et de ses névralgies.

Depuis un an, M. Lapierre, de Nancy, ne voyait plus à lire et à écrire; après un mois seulement de traitement, M. Lapierre voit à lire et à écrire.

Madame la comtesse Grenier et madame la comtesse de Serre nous ont adressé M. Etienne, qui avait complétement perdu l'œil gauche, au point de ne pouvoir distinguer le jour d'avec la nuit; une cataracte molle complète s'était formée sur cet œil. La cause de la maladie des yeux était dans une affection cérébro-oculaire de nature psorique. Après deux mois de traitement, l'œil éteint voit aussi bien que celui qui n'a jamais été malade; il est à craindre que M. Etienne, qui, comme tous les malades, croit peut-être le danger passé, néglige quelques précautions indispensables pour empêcher le retour de l'affection.

Madame la comtesse Cronsted, rue de l'Arcade, était affectée de cataractes glaucomateuses aux deux yeux depuis plusieurs années. Ces cataractes étaient la suite de convulsions cérébro-oculaires qui avaient entraîné le strabisme; la comtesse n'apercevait le jour qu'à travers des flocons épais nuancés de jaune, de rouge, de vert, suite d'épanchements de sang dans les globes oculaires internes. Elle ne voyait pas à s'asseoir dans un fauteuil sans le toucher de ses mains. Après quatre mois de soins, madame la comtesse voit à se conduire seule par les rues, lit des caractères imprimés d'une grosseur moyenne, ne louche plus, ne voit plus les flocons irisés dont nous venons de parler, n'éprouve aucune sensation pénible à la lumière, et est en voie parfaite de guérison sous le rapport de ses yeux et de sa santé.

Madame Milner-Gibson, de Manchester, éprouvait depuis longues années des congestions à la tête, était sujette à des névralgies opiniâtres, lorsqu'il se forma des cataractes sur ses deux yeux; peu à peu ces cataractes s'épaissirent au point qu'elle ne pouvait plus travailler, lire, etc. Après trois mois de traitement, madame Milner était guérie de ses cataractes, de ses névralgies et de ses congestions; elle voyait parfaitement des deux yeux, même le soir à la lumière, obligée encore à de grands ménagements cependant. Cette dame nous avait été adressée par madame Gordon, que nous avions guérie trois ans auparavant de cataractes aux deux yeux.

Madame Tissot, rue de Béthisy, était affectée de cataractes aux deux yeux, et voyait à peine à se conduire. Elle nous fut adressée par M. le docteur Berthelot il y a cinq ans. Nous avons revu madame Tissot dernièrement (mars 1857) : elle a parfaitement conservé la vue, qu'elle a recouvrée par nos soins.

Le colonel Read, rue d'Alger, fut, à la suite d'un iritis chronique, affecté d'une cataracte à l'œil gauche, et ne pouvait distinguer que de gros objets à travers un brouillard épais parsemé de taches de sang; ces accidents avaient été précédés et accompagnés de névralgies continuelles dans la tête et les yeux. Sa santé en était gravement compromise. Après la disparition de la cataracte, le colonel y a vu aussi bien qu'auparavant. La névralgie et l'iritis n'existaient plus.

Madame David, cloître Saint-Benoît, était affectée de cataractes aux deux yeux, développées à la suite de violentes névralgies déterminées par un violent chagrin; un brouillard épais lui cachait les objets; elle ne pouvait les fixer un instant sans perdre la vue, etc. Après trois mois de traitement, madame David a parfaitement recouvré la vue; ses douleurs névralgiques ne se reproduisaient qu'à de longs intervalles, et n'exerçaient aucune influence sur ses yeux, qui ne voyaient plus et ne voient plus encore aujourd'hui aucun brouillard, taches, mouches, étincelles, etc.

M. D. A., conseiller à la Cour royale de Paris, était depuis longues années affecté d'une cataracte complète à l'œil droit; une cataracte s'était formée sur l'œil gauche, et déjà il commençait à ne plus pouvoir lire ni écrire. M. A., que nous avons revu en mai 1857, a parfaitement recouvré et conservé la vue que nous lui avions rendue. La cataracte ne s'est point reproduite depuis huit ans.

M. d'H., avocat à la Cour impériale de Paris, avait, il y a quatre ans, perdu complétement la vue de l'œil droit. Par suite du développement de la cataracte sur l'œil gauche, il ne pouvait plus lire et écrire, et commençait à ne se conduire qu'avec peine dans les rues. M. d'H. a, par nos soins, recouvré et conservé la vue.

Mme la comtesse de Riauc..., de Nancy, était affectée de la cataracte aux deux yeux ; de l'œil droit elle ne pouvait plus lire et écrire ; ces cataractes étaient compliquées de névralgies, etc. Après un mois de traitement, Mme de Riauc... n'éprouvait plus et n'a plus éprouvé de névralgies; après trois mois elle voyait à lire de l'œil qui avait été le plus affecté.

Mme Oudar, rue de la Poterie, ne voyait plus à se conduire par suite de cataractes aux deux yeux; après deux mois de traitement, elle se conduisait avec facilité dans les rues, et pouvait lire des caractères moyens.

Mme de Tugny, de Soissons, nous fut adressée par Mme la comtesse de Nesle, une de nos plus anciennes clientes ; cette dame, qui, un an auparavant, nous avait consulté, etait affectée de cataractes aux deux yeux, suite de congestions et d'accidents névralgiques. Après un mois de traitement, les névralgies étaient suspendues, les points noirs avaient disparu; après trois mois de traitement, la vue était très bonne des deux yeux, sauf quelques ressentiments de l'influence de la santé générale de loin en loin.

Nous avons donné des soins, il y a sept ans, à Mme Lef, de Saint-Germain; cette dame avait perdu un œil (le gauche) depuis longues années (elle ne s'en était pas aperçue, ce qui arrive toujours tant que l'œil le meilleur fonctionne d'une manière régulière), une cataracte s'était formée sur l'œil droit, cette dame ne voyait plus depuis longtemps à lire de cet œil. Depuis ce temps, Mme Lef a éprouvé par deux fois des congestions apoplectiques, et malgré ces accidents, elle a conservé la vue jusqu'à ce jour 15 juin 1857.

M. l'abbé Louis, aux Batignolles, était affecté de cataractes aux deux yeux et ne pouvait plus se conduire seul par les rues. Pendant le traitement qui lui avait rendu la vue, il fut surpris d'une attaque d'apoplexie, la vue se perdit; mais les accidents apoplectiques ayant été combattus, la vue est revenue au fur et à mesure que les cataractes se sont dissipées.

M. Edouard Lambelet, de Neufchâtel (Suisse), était affecté de cataractes aux deux yeux par suite de congestions cérébro-oculaires, et de dispositions consécutives à une petite vérole mal soignée dans son enfance. Ne pouvant plus lire, écrire, et ne se conduisant qu'avec peine au grand jour, M. Lambelet répugnait à l'idée de devenir aveugle, et, trop intelligent pour croire à la chirurgie, qui lui déclarait qu'il n'y avait rien à faire, il vint se confier à nous. Aujourd'hui M. Lambelet voit à lire des deux yeux et n'éprouve plus aucune douleur dans les yeux ou à la tête.

Mme la baronne de C., rue d'Alger, aujourd'hui à Tivoli, était affectée d'une cataracte complète blanche nacrée à l'œil droit, qui a complétement disparu et ne laisse plus apercevoir que quelques points ou stries légères. La cataracte de l'autre œil, s'étant dissoute, a laissé la vision parfaite.

M. le marquis DE G..., à Montmorency, avait perdu l'œil gauche, par suite d'une cataracte glaucomateuse ; sur l'œil droit s'était développée une cataracte striée, mais volumineuse, et qui cependant, dans ses interstices, lui permettait de pouvoir lire, mais non sans éprouver des douleurs dans l'œil ; les globes oculaires étaient volumineux et poussés hors de l'orbite par suite de congestions chroniques ; l'os frontal gauche était tuméfié par suite d'une affection goutteuse et psorique, etc., etc. Après trois mois de traitement, la cataracte était diminuée de moitié, les yeux revenus à leur volume naturel, les douleurs névralgiques suspendues, l'os du front avait repris son état normal, et tout nous assure, sinon la guérison de l'œil droit, du moins la guérison parfaite du gauche et la conservation de la vue. M. de G. avait été, avant de se mettre entre nos mains sur la recommandation de M. Rous, déjà cité, travaillé comme les précédents en toute façon par la science de l'oculistique actuelle.

Nous donnons des soins en ce moment à M. le marquis D'HAUT, qui, étant affecté d'une cataracte complète blanche et nacrée à l'œil gauche et d'une cataracte commençante à l'œil droit, avait consulté d'abord des médecins, qui, en général, négligent l'étude des maladies des yeux, et puis les oculistes, qui sont exclusivement préoccupés de deux idées : la première, c'est qu'il est impossible qu'il se trouve un autre médecin qui parvienne, par des moyens qui leur sont inconnus, à faire mieux qu'ils ne font, c'est-à-dire attendre qu'un malade soit aveugle pour lui arracher le cristallin de l'œil ; la seconde, c'est que, s'il y avait quelques moyens pour guérir les personnes affectées de la cataracte, ces moyens leur seraient assurément connus à eux qui ne se sont jamais préoccupés de la recherche de ces moyens, et qui en ont rejeté jusqu'à l'idée de la supposition. M. le marquis d'Haut est depuis quatre mois entre nos mains, et la cataracte n'est plus presque visible (1).

M. Louis Gatineau, de Villiers, après être revenu de la chasse en sueur, s'arrêta devant une fontaine; il prit de l'eau dans ses deux mains et s'en aspergea pendant un quart d'heure le front et la figure. Le lendemain, ses deux yeux étaient rouges, ses paupières tuméfiées, impossibilité de les ouvrir, douleurs lancinantes dans les globes oculaires et dans la tête, etc. Quand cet état inflammatoire fut combattu et que les paupières purent s'ouvrir, M. Gatineau était aveugle ; un nuage épais couvrait ses deux yeux; il ne pouvait distinguer que le jour à travers un nuage rouge bleu et violet ; des cataractes s'étaient formées à la suite de cette violente inflammation... Après trois mois de traitement, sa vue est revenue aussi parfaite qu'avant cet accident.

M. Chaussart, propriétaire, 82 ans, était affecté de cataractes aux deux yeux, ne voyait plus à se conduire seul dans son jardin. Après trois mois de traitement, M. Chaussart, qui nous a été recommandé par M. Orsel (déjà cité), voit à lire son journal.

(1) Mme la marquise d'Haut se trouvant à raconter qu'avant de se confier à nous, toutes les informations les plus sévères avaient été prises auprès des personnes guéries et en grand nombre de la cataracte et des mêmes accidents qu'éprouvait son mari..., un médecin impatienté, et qui n'avait encore rien dit, se levant brusquement, s'enfuit en lâchant ces paroles : « Vous avez beau dire, madame, c'est impossible : »

Les sots, depuis Adam, sont en majorité.

Mme la marquise DE PIEDF... était affectée de cataractes aux yeux, compliquées de névralgies, de goutte, de gonflement des os du front, etc., etc.; cette dame ne pouvait voir à lire le titre du journal LE SIÈCLE. Après deux mois de traitement les cataractes, qui s'étaient formées rapidement (depuis deux ans), sont dissipées au point qu'elle lit les FAITS PARIS des journaux politiques.

Nous n'avons indiqué jusqu'à ce moment que des personnes qui, quand elles se sont décidées à se mettre entre nos mains, ne voyaient plus à lire, écrire ou se conduire ; ce qu'il importe après la guérison, c'est de savoir si, cette guérison une fois opérée, il est à craindre que la même affection se reproduise. Nous assurons que, sauf quelques accidents imprévus ou impossibles à prévoir, les personnes une fois guéries de la cataracte ou de névralgies, etc. (nous donnons le nom modeste de névralgies à ces affections que les oculistes, dans leur ignorance des véritables causes, désignent sous le nom d'amauroses), quand elles se soumettent aux précautions que nous leur prescrivons, n'ont point à craindre le retour des mêmes accidents. Il est dans l'ordre et les lois naturelles que l'homme meure; mais il est contre l'ordre et les lois naturelles que les deux yeux meurent avant le reste du corps.

Nous avons eu le plaisir de revoir cette année un grand nombre des personnes qu'au grand déplaisir des célébrités médicales, indigènes et exotiques, nous avons guéries de cataractes depuis longues années, et qui toutes, malgré la science, malgré les assurances des oculistes qui la représentent aujourd'hui et qui ne la représenteront plus dans quelques années sans doute, ont non seulement recouvré mais conservé la vue, entre autres :

lady *Turner*, de l'île de Jersey; Mme *Clifton*, rue de la Paix; Mme *Simpson* (1), de Dublin, qui, traitée il y a sept ans, a parfaitement recouvré et conservé la vue; Mmes *de Janowitz*, *de Maismont*, *de Lacombe*, de Versailles; Mme *Esline*, qui nous a été adressée par Mme de Béthune; Mme *Doyne*, qui, opérée à Tours, il y a dix ans, d'une cataracte à l'œil gauche, a été guérie par nous à cette époque de la cataracte à l'œil droit, et qui depuis dix ans y voit parfaitement de cet œil; M. *John Vance*, de Dublin, venu à Paris aveugle de deux cataractes et qui depuis six ans a parfaitement recouvré et conservé la vue; Mme *Burch*, l'épouse du capitaine *Burch*, de la marine royale; Mme *Gouin Holford*, Mme *de Guerville*, Mme *Cataldi*, Mlle *Jamet*, M. *Rousseau*; M. *de Royer*, M. *Anderson*, de Boulogne; Mme *Ritzo*, qui nous a recommandé l'amiral *Eischof*, etc., etc.

(1) C'est Mme Simpson qui, après s'être confiée à nous dans un état de cécité presque complète, engagea lord Strafford à venir se mettre entre nos mains. Lord Strafford était affecté de cataractes complètes aux deux yeux, ne voyant pas même assez pour pouvoir s'asseoir dans un fauteuil sans en toucher les bras. Depuis trois ans il ne voyait plus à lire, etc.... La vérité est que lord Strafford a recouvré la vue par nos soins; qu'il y a vu à lire et à écrire; qu'il se conduisait seul par les rues de Paris; la vérité est encore que, si lord Strafford a perdu la vue après son retour en Angleterre, c'est que le Dr Cuttrie, le célèbre oculiste, lui a fait faire usage d'atropine (belladone), dans le but de lui rendre une vue meilleure encore, ainsi que le prouvent les lettres de lord Paulet, son ami, qui sont entre nos mains.

7610. — Paris, Imprimerie Guiraudet et Jouaust, 338, rue Saint-Honoré

www.ingramcontent.com/pod-product-compliance
Ingram Content Group UK Ltd.
Pitfield, Milton Keynes, MK11 3LW, UK
UKHW020550230726
13925UKWH00006B/2508

9 782019 248543